"贵州乡村振兴"书系获
贵州出版集团有限公司出版专项资金
资　助

"农村健康生活知识手册"丛书

冠心病
防治知识手册

贵州省疾病预防控制中心 / 编

赵否曦 余昭锐 / 主编

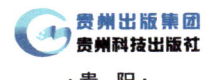

贵州出版集团
贵州科技出版社

·贵 阳·

图书在版编目（CIP）数据

冠心病防治知识手册 / 贵州省疾病预防控制中心编；赵否曦，余昭锐主编. —— 贵阳：贵州科技出版社，2023.6

（"农村健康生活知识手册"丛书）

ISBN 978-7-5532-1230-2

Ⅰ. ①冠⋯ Ⅱ. ①贵⋯ ②赵⋯ ③余⋯ Ⅲ. ①冠心病—防治—手册 Ⅳ. ①R541.4-62

中国国家版本馆CIP数据核字(2023)第127141号

冠心病防治知识手册

GUANXINBING FANGZHI ZHISHI SHOUCE

出版发行	贵州出版集团　贵州科技出版社
地　　址	贵阳市观山湖区会展东路 SOHO 区 A 座（邮政编码：550081）
出 版 人	王立红
经　　销	全国各地新华书店
印　　刷	贵州新华印务有限责任公司
版　　次	2023 年 6 月第 1 版
印　　次	2023 年 6 月第 1 次
字　　数	44 千字
印　　张	2.375
开　　本	787 mm × 1092 mm　1/32
定　　价	12.00 元

"贵州乡村振兴"书系编委会

主　　编：宋宝安

常务副主编：（按姓氏笔画排序）

冉江舟　冯泽蔚　苏　跃　杨光红　何世强　陈嬛嬛　孟平红

副 主 编：（按姓氏笔画排序）

刘　涛　许　杰　李正友　杨　文　余金勇　张效平　胡远东
曹　雨　戴　燚

编　　委：（按姓氏笔画排序）

王家伦　文晓鹏　邓庆生　石　明　冉江舟　付　梅　冯泽蔚
吕立堂　朱国胜　乔　光　任　红　刘　涛　刘　锡　刘　镜
许　杰　苏　跃　李　敏　李正友　李祥栋　杨　文　杨光红
何世强　余金勇　余常水　邹　军　宋宝安　张　林　张文龙
张廷刚　张依欲　张效平　张福平　陈　卓　陈泽辉　陈嬛嬛
孟平红　赵大琴　胡远东　钟　华　钟孟淮　姜海波　姚俊杰
秦利军　曹　雨　龚　俞　章洁琼　董　璇　曾　涛　雷　阳
蔡永强　燕志宏　戴　燚

"农村健康生活知识手册"丛书编委会

主　编：杨光红　刘　涛
副主编：李进岚　周光荣　叶新贵　郭　华
编　委：（按姓氏笔画排序）

王艺颖　韦　杰　叶新贵　冯　军
吉　维　朱　玲　任豫晋　向　杰
刘　涛　刘　浪　李进岚　李海蛟
杨　静　杨光红　吴延莉　吴明军
何昱颖　余丽莎　余昭锐　汪姜涛
宋鸿碧　张　佼　张　骥　张益霞
陈　琦　陈慧娟　罗成功　周　婕
周亚娟　周光荣　赵否曦　胡远东
姚蕴桐　贺瑶瑶　徐莉娜　郭　华
蒋茂林　嵇云鹏

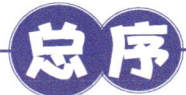

总序

"贵州乡村振兴"书系诞生于如火如荼实施的乡村振兴战略大背景之中,从立意、策划、约请作者、编辑书稿、整体设计,直至当前首批成果即将付梓,时间已过去三年。三年中,书系历经多次思路的调整和具体方案的修改,人事也多有变更,但书系所有参与者为乡村种植、养殖产业发展提供技术服务,为乡村生态文明建设提供价值引领,为乡村振兴取得新成果进行总结与宣传的"初心",迄今没有改变。

编辑出版"贵州乡村振兴"书系,主要目的是让最前沿的科学知识和成熟的实用技术尽快转化为解决实际问题的要素和生产力提升的推进器。伴随着"贵州乡村振兴"书系抵达田间地头,实用知识和技术"飞入寻常百姓家"。在中国这样有着悠久历史的农业大国,农业科学技术日新月异,不断地推动着种植业、养殖业的发展;与此同时,我国是人口大国,为人民健康保驾护航的医学同样发展迅速。快速发展意味着科学知识、实用技术更新迭代的加快，只有使用最新的成熟技术和知识，才能为贵州产业发展、生态环保、健康生活提供保障，满足广大群众的期盼和渴求。书系中的各个板块，都力图将相关领域最新科学知识和技术化繁为简、化难为易，让阅读该书的广大群众尽快掌握和运用。

在形式上，书系以图文搭配、图文互彰的活泼形式，让严谨的科技知识更易被普通群众接受。书系的主要服务对象为活跃在田间地头的科技特派员、村里的种植户与养殖户（包括合作社、公司等负责人）、农村特殊人群（如患常见疾病的病人、职业病病人、孕产妇、老年人、儿童等）、驻守一线的村干部、返乡大学生、农技员等，如何将正确的理念、前沿的知识、优秀的技术"接地气"地传达给他们，经调查研究、试验、甄别，参考优秀"三农"图书，最终，我们采用科普读物、学术专著兼具，但对科普有所偏重的组织架构。其中，科普读物采用清晰明了的图片、图示配合简明易懂的文字这一出版形式：文字简洁，可以让读者直接抓住实用知识和信息，不走弯路，节省时间；清晰的图片、图示，既可将方块字、数据蕴含的信息可视化，又能丰富和补充文字信息，甚至能呈现由于文字自身的模糊性而无法清楚传递的信息。活泼的设计也有助于调节视觉疲劳和阅读节奏，让纯粹以获取知识和技能、解决问题和困难为目的的阅读不再枯燥乏味。此外，书系中大部分图书采用了口袋书设计，便于携带。

书系的作者，都是在相关领域有扎实的专业知识的。在种植、养殖板块，我们邀请了从事教学和研究多年的专家，以及长期深入田间地头指导具体操作的科技特派员和农技员；在健康板块，作者都从医多年，对于农村人群健康素养水平的提升、常见疾病的防治等经验丰富；在农村"五治"（治垃圾、治厕、治水、治房、治风）板块，我们邀请了从事规划和教学的专家……总之，书系作者既对自己研究的领域有扎实研究，又熟悉贵州的气候、资源禀赋、地形地貌等，与此同时，他们还十分了解这片土地上生活着的人们内心的期待和需求，有着以自身所学所研回馈这片土地的质朴赤子情，也有着"将论文写在大地上"的奋斗精神。

"贵州乡村振兴"书系目前包含"生态农村建设系列"丛书、"农村健康生活知识手册"丛书、"茶叶栽培加工技术手册"丛书、"特色中药材种植养殖技术手册"丛书、"林木作物、农作物种植技术手册"丛书、"畜禽养殖技术手册"丛书、"水产生态养殖技术手册"丛书、"农技员培训系列"丛书等。随着乡村振兴战略的实施，我们也将适时新增板块，以配合和助力贵州乡村振兴的强力推进。当然，虽名为"贵州乡村振兴"书系，主要是为配合贵州乡村振兴工作而策划，但也适用于国内其他部分省（区、市）。

贵州曾是全国脱贫攻坚主战场，当前则是全国乡村振兴战略实施的主战场，统筹城乡一体化发展的任务十分艰巨。

希望"贵州乡村振兴"书系的推出,可以切实助力于"新型工业化、新型城镇化、农业现代化、旅游产业化"目标的实现,乃至助力于全面建成社会主义现代化强国和实现中华民族伟大复兴。

是为序。

中国工程院院士
贵州大学校长
2023 年 3 月

序

  提升农村群众健康素养水平是实施乡村振兴战略的重要前提,是农村经济社会发展的重要基础,是巩固拓展脱贫攻坚成果的重要保障。2021年,中央一号文件《中共中央 国务院关于全面推进乡村振兴加快农业农村现代化的意见》专门提出:全面推进健康乡村建设,加强妇幼、老年人、残疾人等重点人群健康服务,加强对农村留守儿童和妇女、老年人以及困境儿童的关爱服务。2022年,《国务院关于支持贵州在新时代西部大开发上闯新路的意见》(国发〔2022〕2号)进一步提出:推进健康贵州建设,提升基层卫生健康综合保障能力。2023年,《中共中央 国务院关于做好2023年全面推进乡村振兴重点工作的意见》提出:加强农村老幼病残孕等重点人群医疗保障,最大限度维护好农村居民身体健康。

  我国现有5亿多农村人口,其中外出务工人员,以及留守老人、留守儿童等特殊人群占很大比例。贵州省疾病预防控制中心的监测数据显示,贵州农村人群的死亡率高于全国及西部平均水平,因慢性病导致的死亡人数占农村全部死亡人数的84.0%。2018年,贵州农村居民接受健康体检的比例仅有32.2%,低于城市地区比例(41.0%),而高血压、糖尿病等慢性病的患病率,农村与城市已没有差异。

  如何做好巩固拓展脱贫攻坚成果和乡村振兴的有效衔接,如何推进健康乡村建设，开展健康知识的普及与宣传，增强农村群众的文明卫生意识和健康素养水平，是巩固拓展健康扶贫成果、实施乡村振兴战略的重要课题。

欣闻"贵州乡村振兴"书系即将出版，其中由贵州省疾病预防控制中心牵头编写的"农村健康生活知识手册"丛书以图文并茂的形式，围绕当前农村地区的常见病、多发病以及广大农村群众关心的健康问题，不仅介绍了高血压、糖尿病等常见病的防治知识，老年人、儿童、孕产妇等重点人群的健康管理方法，农村常见毒蘑菇识别要点，农村常见意外伤害、自然灾害防治知识等，还对农村群众就业、就医中急需的职业病防治、医保政策要点以及合理用药、免疫接种、膳食营养等知识进行了科普宣传，内容深入浅出，文字通俗易懂，契合农村群众的实际需要。这种形式的健康科普非常符合世界卫生组织提出的"将健康融入所有政策（Health in All Policies，HiAP）"的方针，必能为提升广大农村群众的健康素养水平发挥积极的作用。

衷心祝愿阅读该丛书的广大农村群众，更加健康，更加幸福！

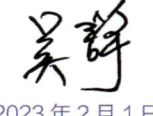

2023 年 2 月 1 日

（吴静为中国疾病预防控制中心慢性非传染性疾病预防控制中心主任，研究员）

目　录

第一篇	冠心病是什么？	01
第二篇	冠心病如何分型？	05
第三篇	冠心病如何诊断？	11
第四篇	冠心病的危险因素有哪些？	27
第五篇	怎么预防冠心病？	33
第六篇	冠心病的治疗方式有哪些？	43
第七篇	冠心病的防治要点有哪些？	53

第一篇

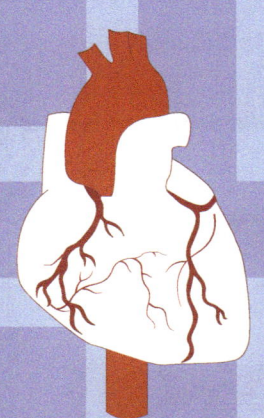

冠心病是什么？

冠心病防治知识手册

冠心病

冠状动脉粥样硬化性心脏病是冠状动脉粥样硬化后引起血管腔狭窄或阻塞，导致心肌缺血、缺氧或坏死而引起的心脏病，通常被称为"冠心病"。

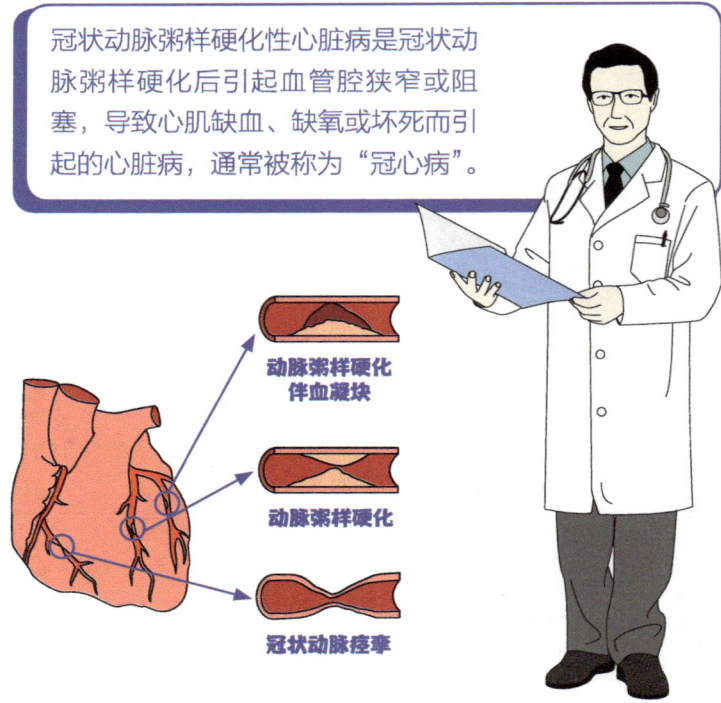

冠心病是什么？

冠状动脉

冠状动脉是给心肌提供血液的动脉。冠状动脉上发生病变，会引起心肌细胞缺血、缺氧，甚至坏死。

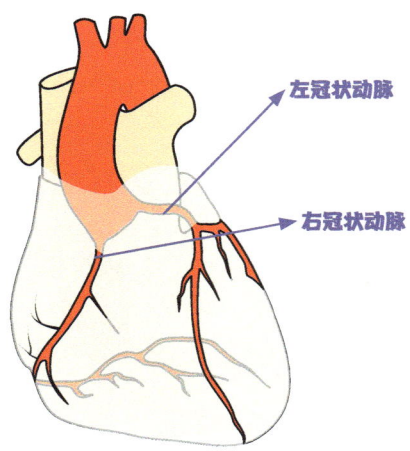

→ 左冠状动脉

→ 右冠状动脉

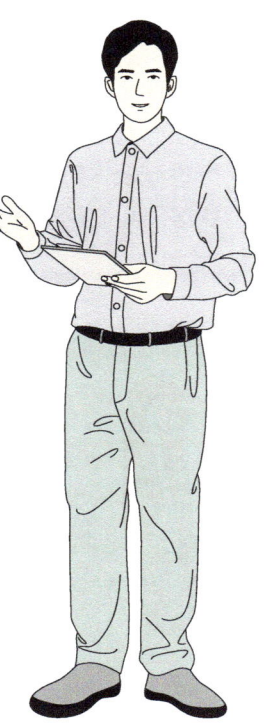

冠心病防治知识手册

冠状动脉粥样硬化

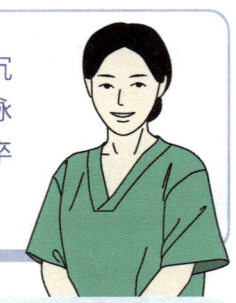

冠状动脉粥样硬化就是冠状动脉壁上沉积了一层小米粥样的脂类，使冠状动脉弹性减低、管腔变窄，是冠心病、脑卒中等常见心脑血管疾病的病理基础。

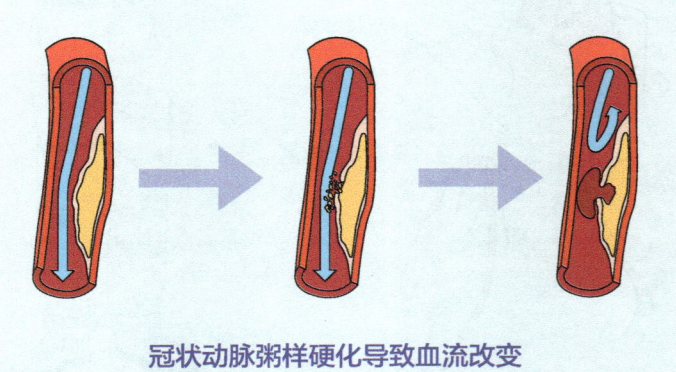

冠状动脉粥样硬化导致血流改变

第二篇

冠心病如何分型？

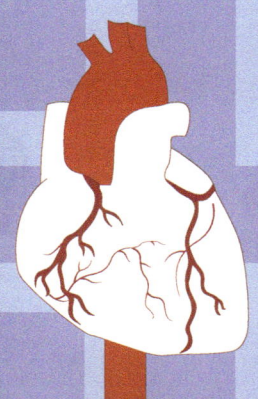

心绞痛

心绞痛是冠心病最典型的表现形式。

心脏对缺血特别敏感,一旦供血不足,就会引发心绞痛。

心绞痛常在劳累后被诱发,因此又称作"劳累性心绞痛"。

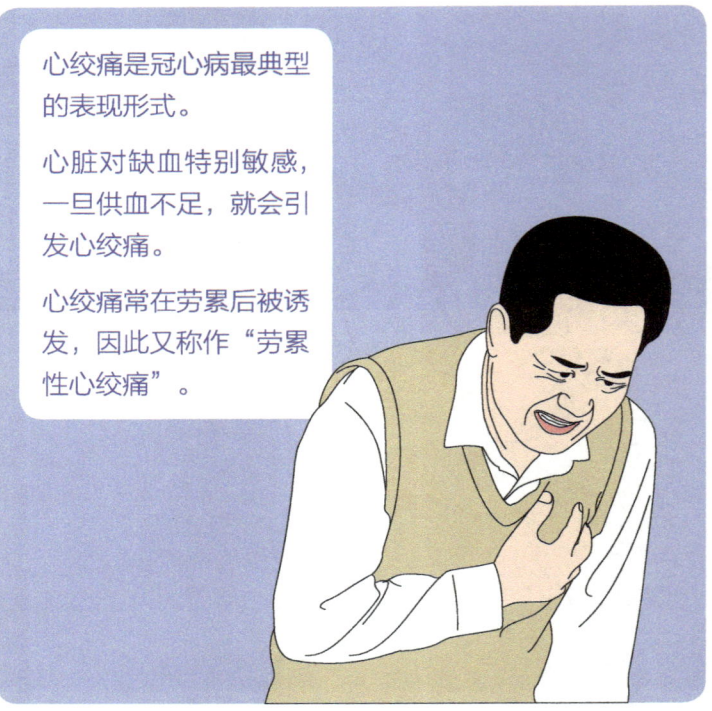

冠心病如何分型？

第二篇

急性心肌梗死

急性心肌梗死是指冠状动脉急性、持续性缺血缺氧所引起的心肌坏死。临床上多有剧烈而持久的胸骨后疼痛，休息及服用硝酸酯类药物（一般为硝酸甘油）均不能完全缓解，可伴发心律失常、休克或心力衰竭，常可危及生命。

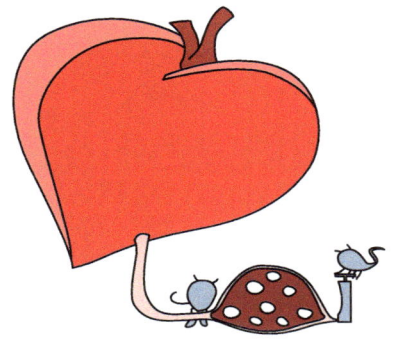
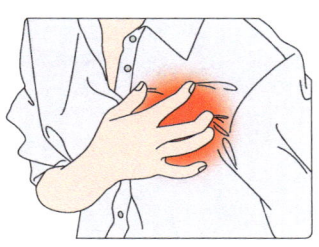

无症状心肌缺血

无症状心肌缺血是指虽然没有出现胸痛等临床症状,但已出现心电图明显改变。这种情况只有通过运动试验或心肌检查才能做出诊断。

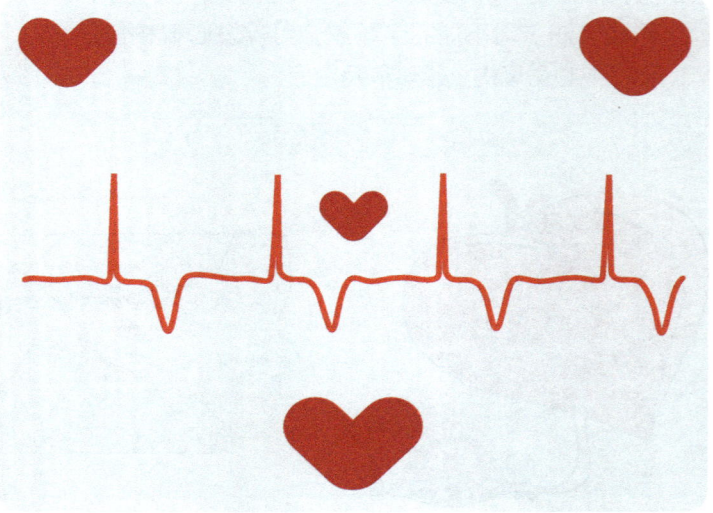

冠心病如何分型？

第二篇

缺血性心脏病

缺血性心脏病是指冠状动脉硬化狭窄或阻塞，导致心肌供血不足的一种心脏病。常见于中老年人，但有年轻化趋势。

缺血性心脏病的临床表现为胸痛，呼吸困难，运动或活动后感到疲劳、乏力、心悸，等等，严重时会危及生命。

通常该病男性患病率高于女性，且有家族遗传倾向。不良的生活习惯，如长期高脂肪饮食、缺乏运动、长期吸烟等，都会增加该病的发生风险。

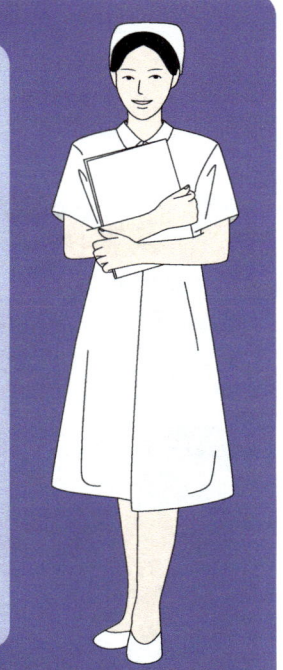

猝死型冠心病

猝死型冠心病是冠心病中最凶险的一种类型。其由于主干动脉突发闭塞,导致急性大面积心肌缺血和坏死,造成患者死亡。

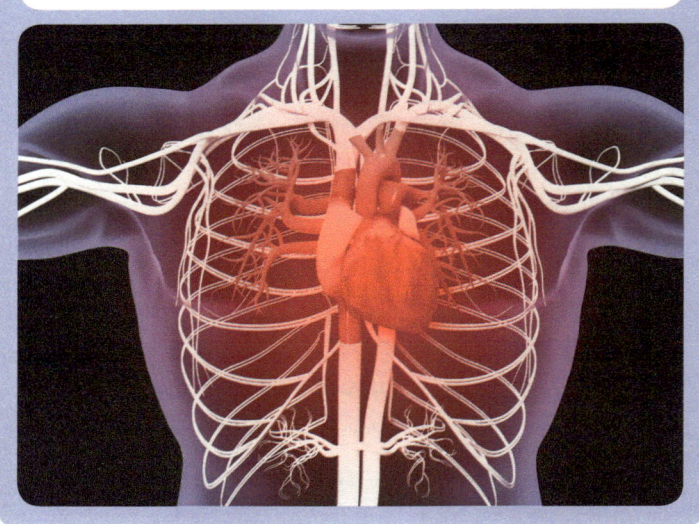

第三篇

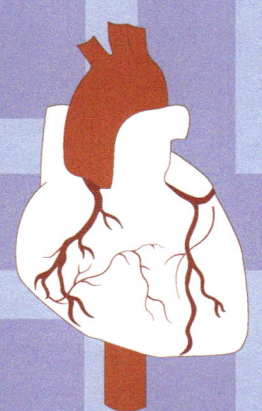

冠心病如何诊断?

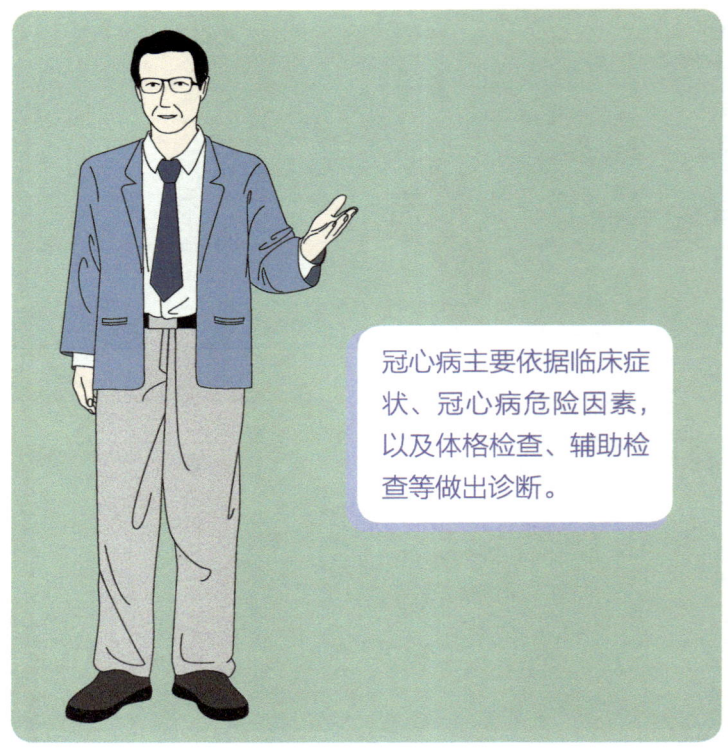

冠心病如何诊断？

临床症状

疼痛发生的部位

★ 心肌缺血引起的胸部不适通常发生于胸骨后，也可发生于心前区、咽部、下颌等部位。

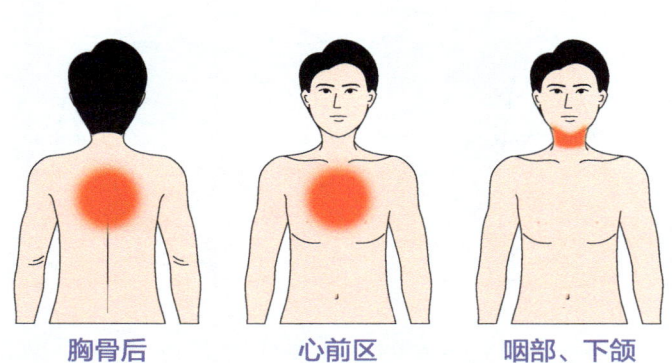

胸骨后　　　　心前区　　　　咽部、下颌

- ★ 疼痛范围通常有手掌或拳头大小，有时甚至横贯前胸，界限不清楚，常放射至左肩、左臂内侧，甚至可达无名指和小指，或至颈部、咽部，或至下颌部。
- ★ 不同患者的疼痛发生部位可不同，但同一患者的疼痛发生部位通常是固定不变的。

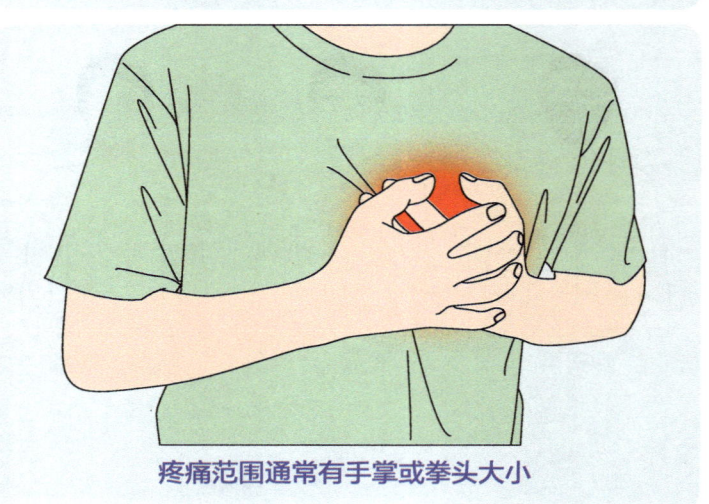

疼痛范围通常有手掌或拳头大小

疼痛的特点

★ 常表现为胸口有压迫、发闷、紧缩感或胸口有沉重感,有时被描述为颈部压制或胸骨后有灼烧感,但不是针刺或刀扎样锐性疼痛。

★ 可伴有呼吸困难。

★ 可伴有非特异性症状,如乏力或虚弱感等。

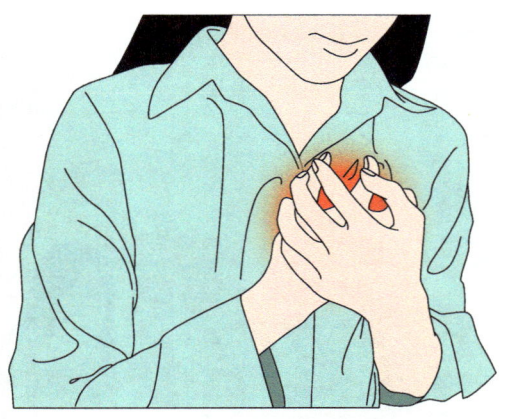

胸口有压迫、发闷、紧缩感

诱 因

★ 劳累或情绪激动是诱发冠心病心绞痛的重要因素。当负荷增加,如走上坡路、逆风行走,或饱餐后,或天气变冷时,心绞痛常被诱发。

★ 疼痛多发生于劳累或情绪激动的当下,而不是之后。

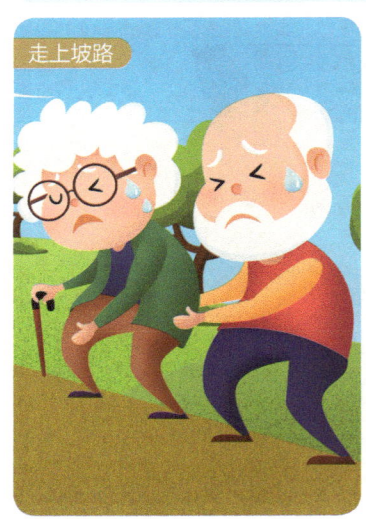

走上坡路

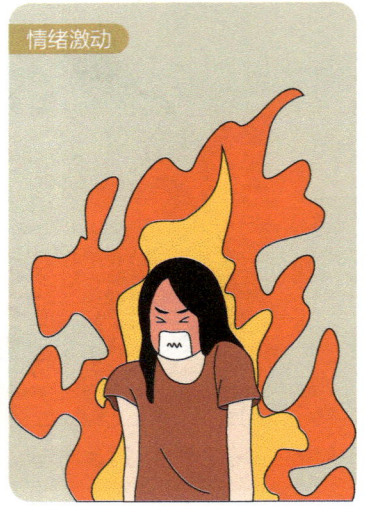

情绪激动

疼痛的缓解方式 ⭐

疼痛出现以后,稍事休息可以缓解,舌下含服速效救心丸或硝酸甘油可以很快缓解。

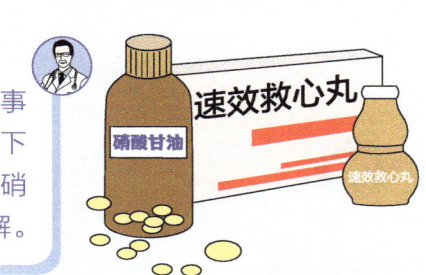

疼痛的持续时间 ⭐

疼痛可以持续几分钟至十几分钟,大多数情况下为3~5分钟,很少超过15分钟。

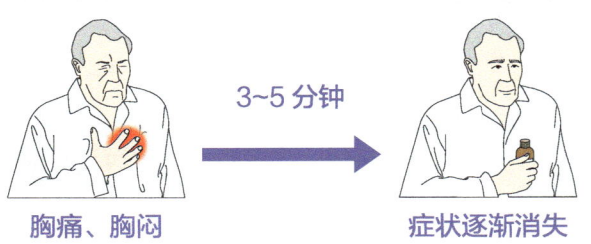

胸痛、胸闷 —— 3~5分钟 → 症状逐渐消失

冠心病危险因素

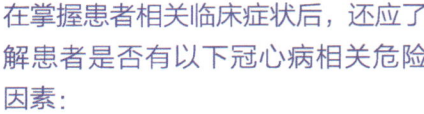

在掌握患者相关临床症状后,还应了解患者是否有以下冠心病相关危险因素:

★ 是否有早发冠心病、猝死、高血压、糖尿病、脑卒中及其发病年龄等家族史。

★ 是否有糖尿病、痛风、高脂血症、高胆固醇血症、支气管哮喘、甲状腺疾病等病史,以及血压是否处于正常健康水平。

★ 生活方式是否健康,如是否吸烟、是否有运动习惯、饮食习惯是否健康等。

★ 是否长期处于精神紧张、压力过大状态。

冠心病如何诊断？

体格检查

心绞痛通常无特异性体征，发作时常见心率增快、血压升高、表情焦虑、皮肤冰冷或出汗。

体格检查对于鉴别由贫血、高血压、心脏瓣膜病、梗阻性肥厚型心肌病引起的胸痛有重要意义。

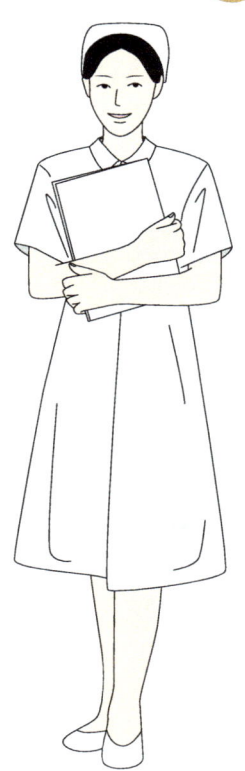

辅助检查

应根据患者病情需要及医疗机构实际情况,科学选择相应的辅助检查项目。常见的检查项目有以下几种:

★ 实验室检查。

★ 心电图检查。

★ 超声心动图检查。

★ 运动平板试验或核素心肌显像检查。

★ 冠状动脉CT血管成像检查。

★ 冠状动脉造影检查。

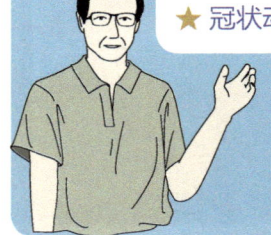

实验室检查 ⭐

实验室检查是评估心血管危险因素及判断预后的重要方法。例如:血糖和血脂检查,可了解有无糖尿病、高脂血症、高胆固醇血症等冠心病危险因素;查血常规,可了解有无贫血。

必要时还要检查甲状腺功能、心肌酶谱、肌钙蛋白等。

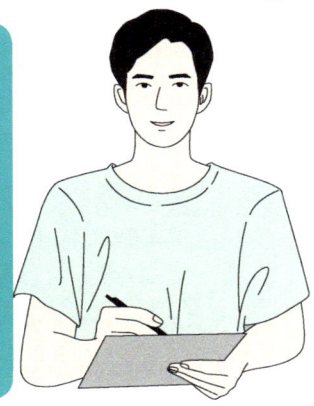

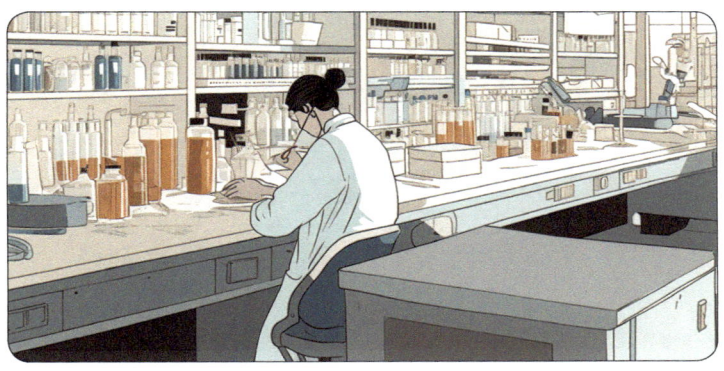

心电图检查

★ 所有胸痛患者均建议进行静息心电图检查。

★ 对于疑诊稳定性冠心病患者,就诊时进行静息心电图检查,可作为患者病情发生变化时的参照。

★ 疑似伴有心律失常的稳定性冠心病患者建议进行动态心电图监测。动态心电图监测有助于发现日常活动时心肌缺血的证据和程度,以及变异型心绞痛发作时的心电图特异性改变。

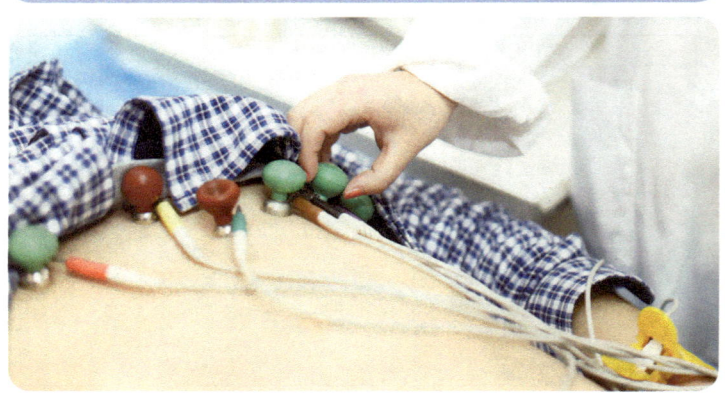

冠心病如何诊断？

超声心动图检查

静息经胸超声心动图检查可帮助了解心脏的大小、结构和功能。

运动平板试验或核素心肌显像检查

★ 运动平板试验也叫"运动负荷试验"，通过踏车、活动平板等运动工具增加运动负荷，并在此状态下进行心脏功能或血流灌注显像，是冠心病患者进行临床评估的最重要和最有价值的无创性诊断试验。这种检查也可用于对易感人群进行冠心病患病风险预测。

★ 核素心肌显像检查是放射性核素检查的一种，是利用对人体无害的核素示踪剂诊断疾病的一种方法。这种方法无创，安全性、灵敏度高，且重复性较好，目前多用于早期冠心病诊断和心功能评价。

冠状动脉 CT 血管成像检查

冠状动脉CT血管成像也称作"冠状动脉CTA",目前被广泛应用于冠心病的诊断、无症状冠心病的筛查、先天性冠状动脉异常的诊断、冠状动脉支架植入术后随访等,是诊断冠状动脉疾病的主要无创影像学工具,对于有胸痛症状、疑诊冠心病的患者有重要的诊断价值。

与冠状动脉造影检查相比,这种检查具有创伤小、费用低、在门诊即可完成等优点。

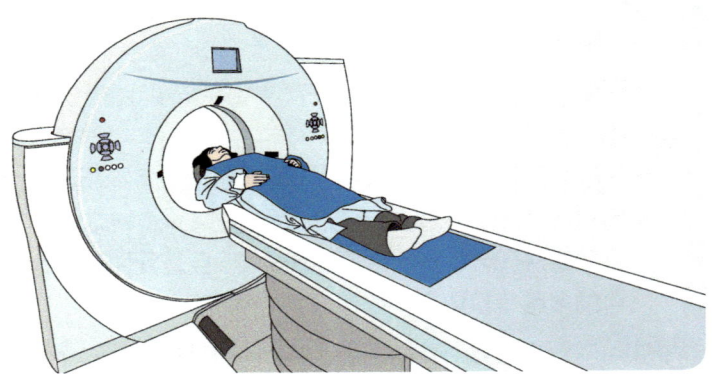

冠心病如何诊断？

冠状动脉造影检查 ★

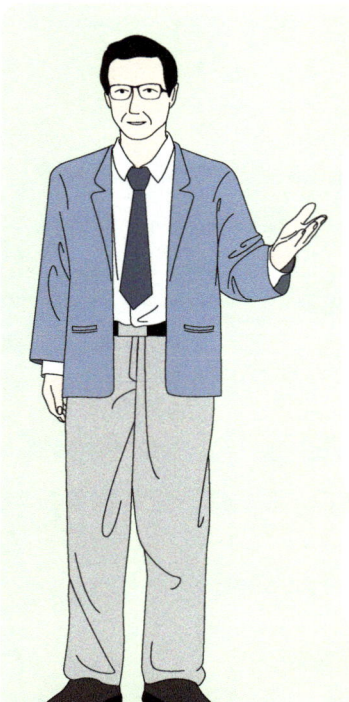

冠状动脉造影检查是广泛应用于临床诊断冠心病的一种常用且有效的方法，也是一种较为安全、可靠的有创诊断技术，被认为是诊断冠心病的"金标准"。

"金标准"

如果发现自己有下面的情况之一,你就要提高警惕了!

★ 做农活时,心脏部位、胸口莫名地感到不舒服,甚至疼痛。

★ 吃饱以后,觉得胸闷。

★ 天气变冷时,觉得心脏不舒服,有一股气憋着,很难受。

★ 情绪激动时会觉得头痛、胸闷。

第四篇

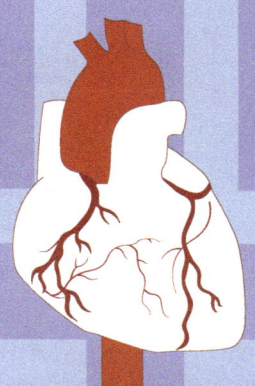

冠心病的危险因素有哪些？

冠心病防治知识手册

关联疾病

高胆固醇血症 ⭐

血清总胆固醇水平与冠心病发病率成正比，高胆固醇血症患者患冠心病的概率是血清总胆固醇水平正常的人的5倍。

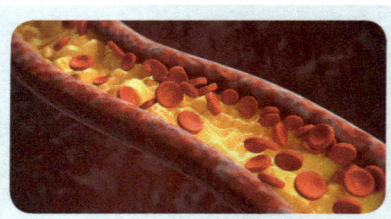

超重和肥胖 ⭐

超重和肥胖是冠心病的危险因素。体重指数（BMI*）是国际上常用的衡量人体胖瘦程度和健康的一种量化指标。在我国，$18.5 \leq BMI < 24.0$ 为正常体重，$24.0 \leq BMI < 28.0$ 为超重，$BMI \geq 28.0$ 为肥胖。研究表明，BMI每增加一个单位，冠心病的发生风险就会增加3%~5%，超重者和肥胖者冠心病的发生风险分别比体重正常的人高13%和39%。

---

* $BMI = \dfrac{体重（千克）}{[身高（米）]^2}$

冠心病的危险因素有哪些？

高血压 ☆

高血压是冠心病的重要危险因素，无论是收缩压（俗称高压）还是舒张压（俗称低压）增高，都会使冠心病的发生风险随之增高。血压越高，动脉粥样硬化程度越严重，发生冠心病或心肌梗死的可能性也越高。研究表明，血压超过160/90毫米汞柱*者，其冠心病患病率是血压在该水平以下人群的2.3倍；确诊为高血压的年龄越小，以后患冠心病的风险越高；低压超过94毫米汞柱者，其冠心病患病率是正常血压人群的3.6倍。

糖尿病 ☆

糖尿病是冠心病的重要危险因素，冠心病也是糖尿病最常见的并发症。患糖尿病的高血压患者，其患冠心病的概率较未患糖尿病者高。

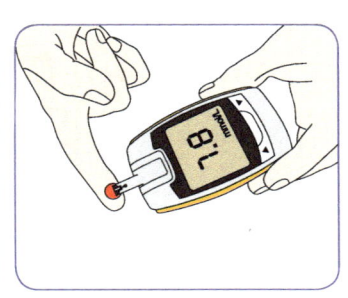

---

*"160/90毫米汞柱"表示收缩压为160毫米汞柱，舒张压为90毫米汞柱。

不健康的生活方式

吸 烟 ⭐

烟草中的有害物质可刺激血管收缩,使血管内膜受损,也可引起冠状动脉痉挛,诱发心绞痛和心肌梗死。

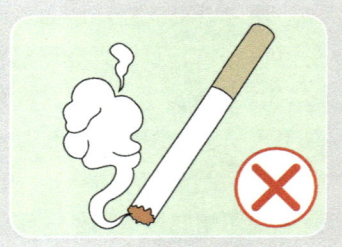

缺乏运动 ⭐

缺乏运动的人患冠心病的概率是长期保持正常活动量的人的1.5~2.4倍。

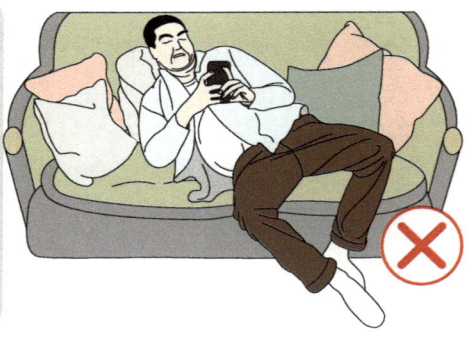

不合理饮食 ⭐

研究发现，冠心病高发地区人群的饮食结构中，脂肪往往占比较高。长期高脂肪、高热量饮食，会导致血脂异常，血液黏稠度增加，从而发生动脉粥样硬化病变，最终导致冠心病。

肥肉、动物内脏、全脂乳品、奶油等高脂肪、高胆固醇的食物应少食，油炸、烧烤等烹调方式宜少用。植物油和鱼肉等富含不饱和脂肪酸，有降低血脂、甘油三酯和低密度脂蛋白水平的作用，富含膳食纤维的果蔬也有降低血脂的作用，建议多出现在餐桌上。

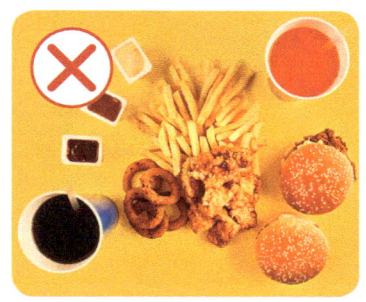

其他因素

★ 有冠心病家族史。直系亲属中有患高血压、糖尿病、脑卒中、冠心病的人群,其冠心病患病率相对于无此类疾病家族史的人群高。

★ 经常感到精神紧张、焦虑。经常感到精神紧张、焦虑的人群,其冠心病患病率也较高。

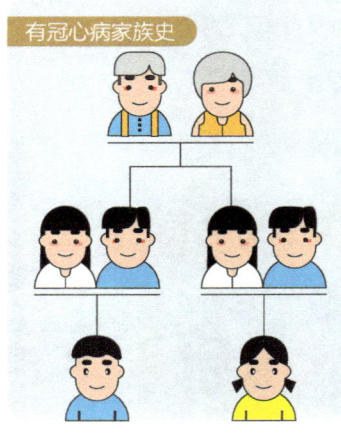

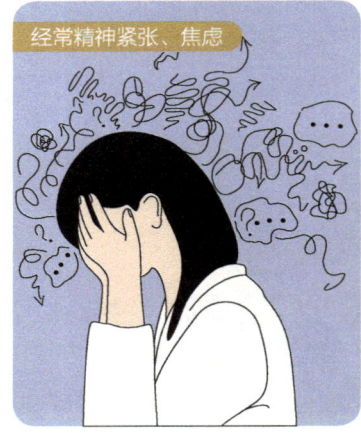

第五篇

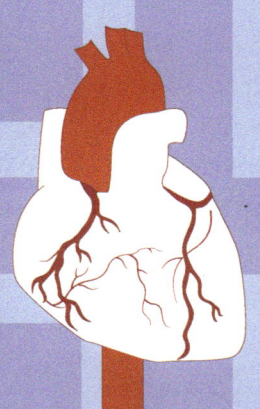

怎么预防冠心病？

冠心病防治知识手册

预防冠心病的关键因素

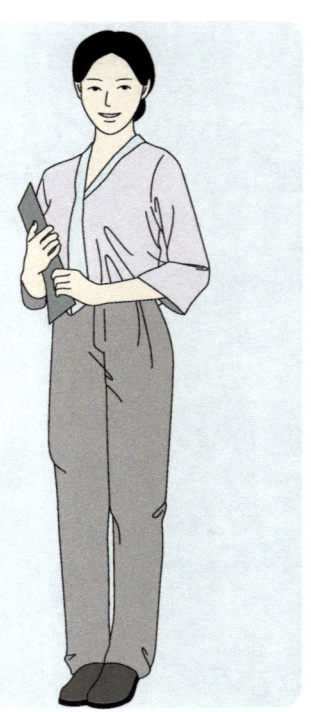

预防冠心病的关键是对主要危险因素进行控制，主要为高血压的控制、高胆固醇的控制、糖尿病的控制，以及戒烟限酒。

怎么预防冠心病?

第五篇

高血压的控制 ★

- ★ 减少钠盐摄入,增加钾盐摄入。
- ★ 控制体重。
- ★ 不吸烟。
- ★ 增加身体活动。
- ★ 减轻精神压力。

高胆固醇的控制 ★

- ★ 控制总能量摄入。
- ★ 控制体重。
- ★ 戒烟限酒。
- ★ 适量运动。

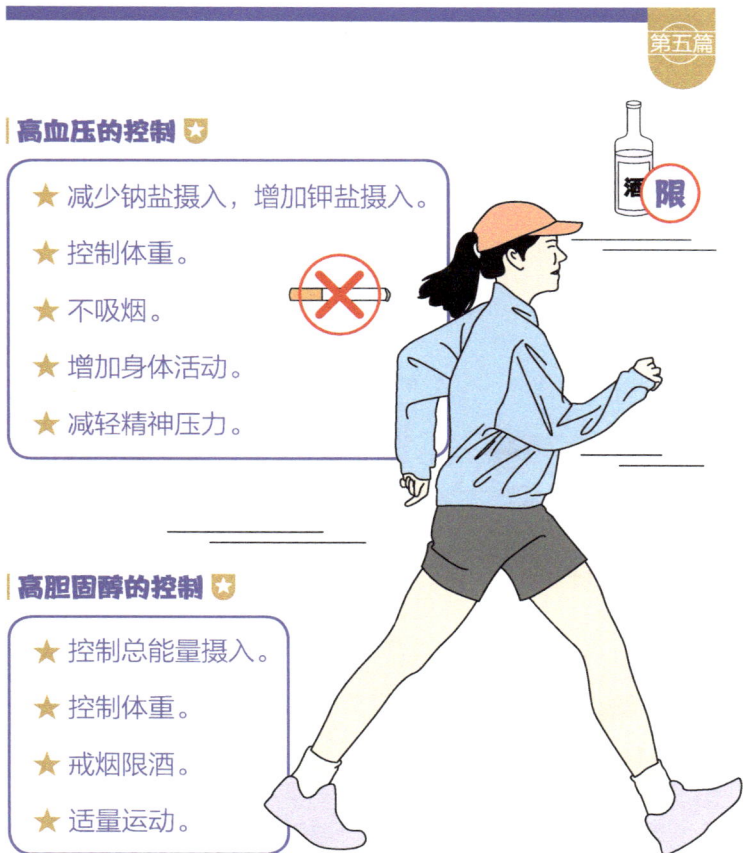

糖尿病的控制

- ★ 控制体重。
- ★ 控制总能量摄入。
- ★ 少吃高脂、高糖食品。
- ★ 适量运动。

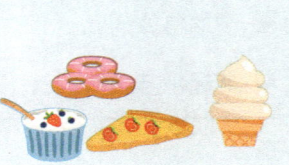

少吃高糖分、高脂肪食品

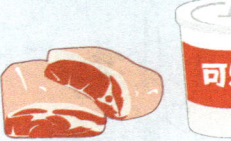

戒烟限酒

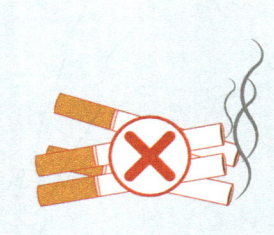
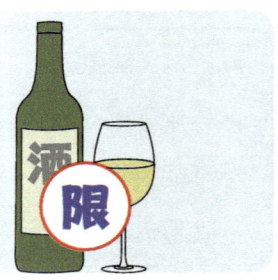

怎么预防冠心病？

第五篇

控制冠心病的发生，主要从血压、胆固醇、血糖三个方面的控制出发，而这三个方面的很多危险因素都是相同的。总的来说，控制冠心病的主要措施就是控制血压、控制血脂、控制血糖、戒烟限酒、合理膳食、心率管理、控制体重、适量运动。

控制冠心病的主要措施

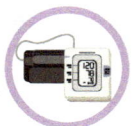 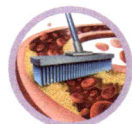 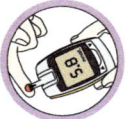 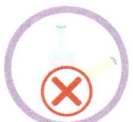

控制血压　　控制血脂　　控制血糖　　戒烟限酒

 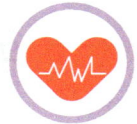 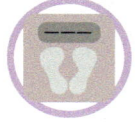 

合理膳食　　心率管理　　控制体重　　适量运动

冠心病防治知识手册

患上冠心病后的注意事项

康博士,冠心病危害这么大,如果不幸患上冠心病,该怎么办呢?

冠心病重在预防。如果患上冠心病,要保持积极的心态,理性地面对,平时应做到以下几点:

★ 调整状态,学会放松,保持愉快、平和的心情。

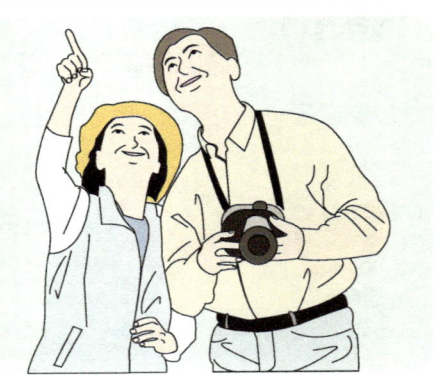

怎么预防冠心病？

★ 养成每天进行适量运动的习惯。

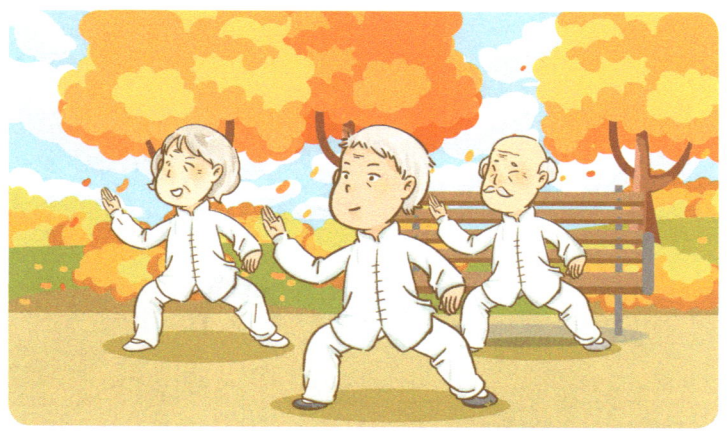

★ 建立合理、健康的饮食习惯，营养要均衡，摄入的热量要适当，切忌暴饮暴食。建议以低盐、低胆固醇、低脂肪及高膳食纤维饮食为主。

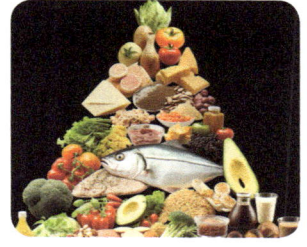

★ 保持理想的体重。

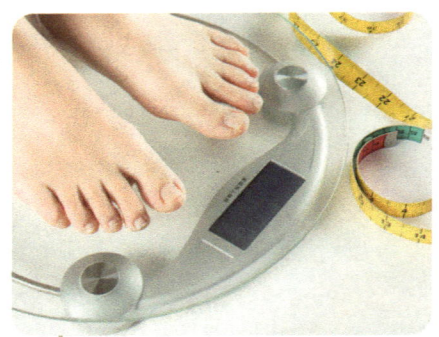

★ 冠心病患者要维持正常的排便习惯,避免发生便秘,避免闭气用力排便。

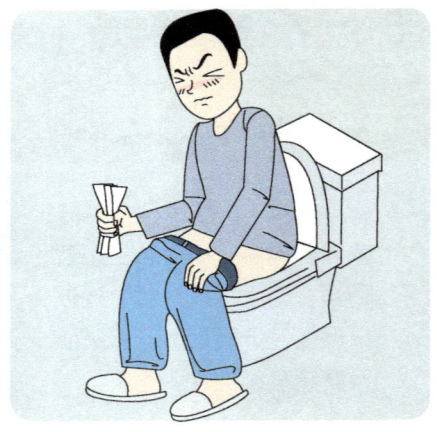

怎么预防冠心病？

第五篇

★ 禁烟，并避免吸入二手烟。

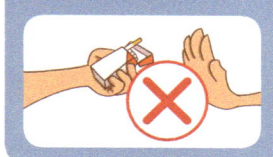

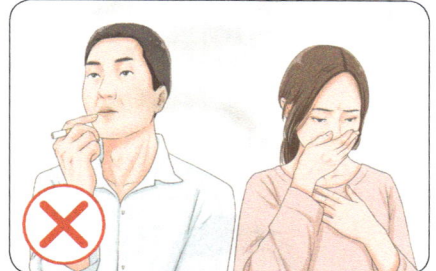

★ 勿过量饮用含酒精、咖啡因等刺激性成分的饮料。

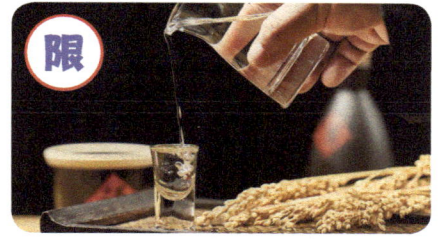

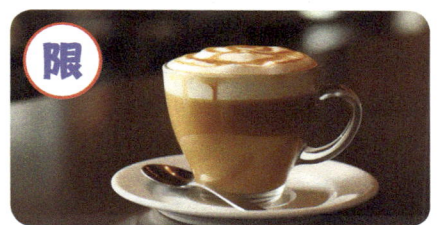

★ 定期返院复查,并按时、正确、规律地按医嘱服用药物。

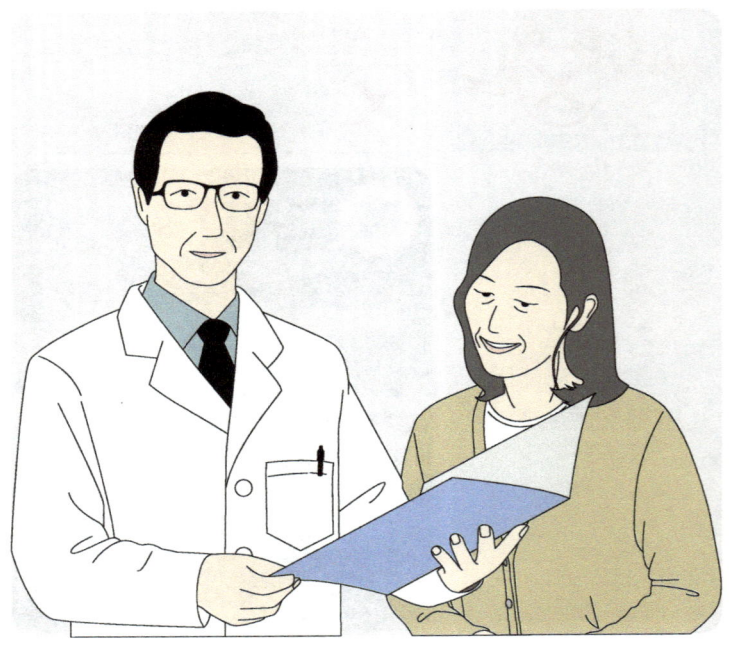

第六篇

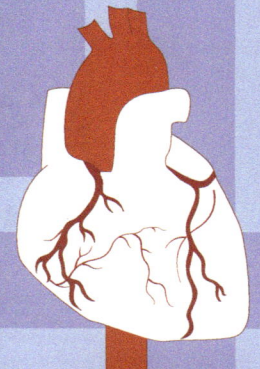

冠心病的治疗方式有哪些？

冠心病的治疗方式主要分为以下三个方面:

★ 建立健康的生活方式。

★ 药物治疗。

★ 血运重建治疗。

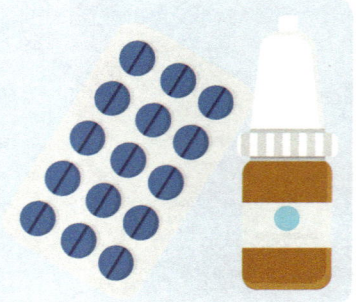

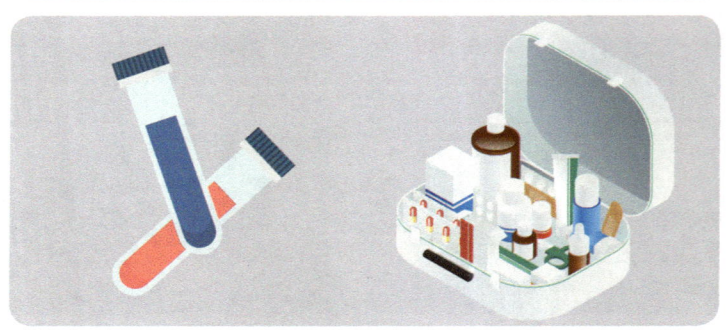

冠心病的治疗方式有哪些？

建立健康的生活方式

★ 戒烟限酒。不管是否患上冠心病，哪怕是一个身体健康人都应该戒烟限酒。

★ 坚持低盐、低脂肪的健康膳食。要减少高盐食物的摄入，更要减少高脂肪食物的摄入。

★ 食物种类要多样化，做到营养均衡。

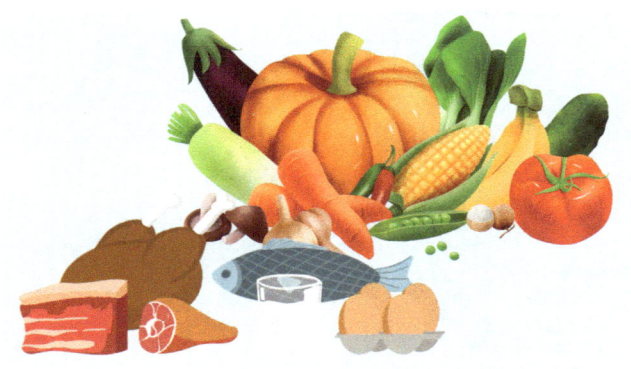

★ 每天坚持进行适量的身体活动。保持健康的体魄，可以减少很多疾病的发生，包括冠心病。

★ 控制体重。体重过低或过高均易增加疾病的发生风险。

★ 拥有健康的心态是保持身体健康的重要因素，可减少疾病的发生风险。

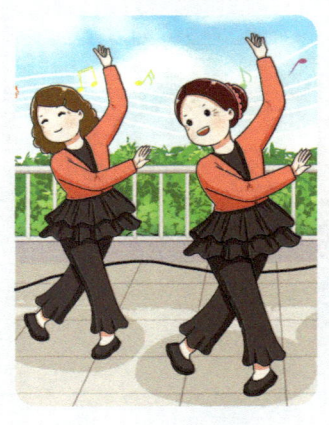 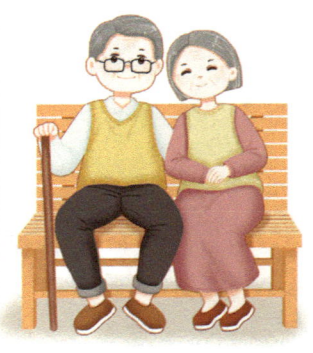

冠心病的治疗方式有哪些?

第六篇

药物治疗

药物治疗是冠心病治疗的基础。

他汀类药物是冠心病药物治疗中常用的一类降血脂药。对他汀类药物耐受的患者,可以长期服用这类药物。

他汀类药物 ✪

他汀类药物有以下作用:

★ 降低胆固醇。

★ 延缓血管老化。

★ 减少平滑肌细胞增生。

★ 减少自由基的作用。

★ 抑制血栓形成和炎症反应,从而稳定动脉粥样硬化斑块。

⚠ 一定要在医生的指导下用药!!!

其他治疗冠心病的药物 ✪

★ 血脂调节类药物。

★ 抗血小板类药物。

★ 硝酸酯类药物。

★ β受体阻断类药物。

★ 钙通道阻断类药物。

血运重建治疗

血运重建治疗主要有介入治疗和冠状动脉旁路移植。血管内球囊扩张术（俗称"搭支架"）和支架植入术（俗称"搭桥"）都属于介入治疗。

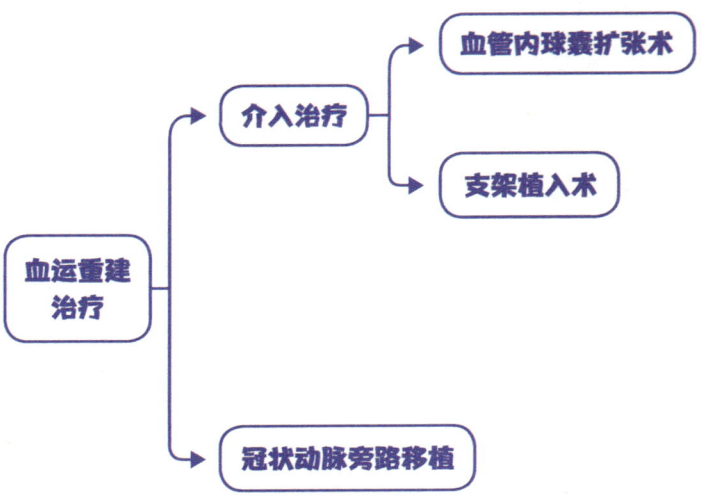

血管内球囊扩张术

> 血管内球囊扩张术,就是人们熟知的"压斑块"。即将小球囊放在粥样硬化斑块处撑破斑块,以恢复血运。

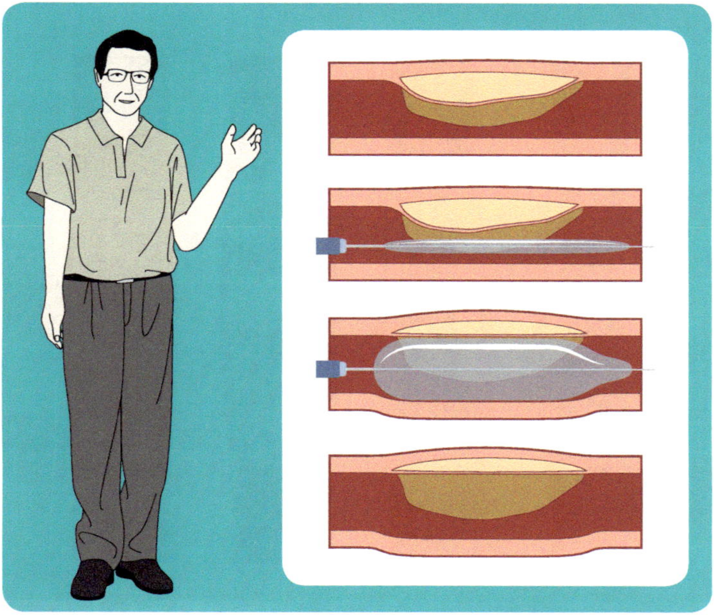

支架植入术

支架植入术,即用"支架"撑开受阻的血管,硬撑开一条"血路"。

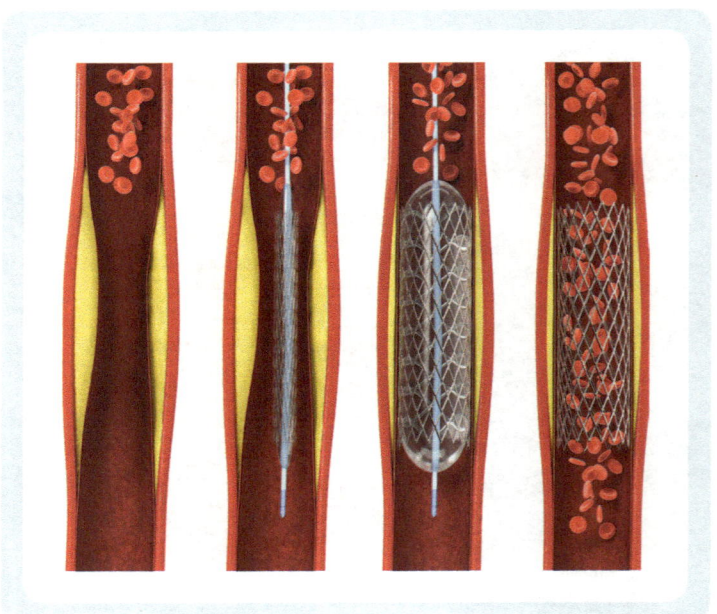

冠状动脉旁路移植

冠状动脉旁路移植,即原来的"坏掉"的血管不要了,另外从"好"的血管上搭一根过来,以保证心肌的正常血供。

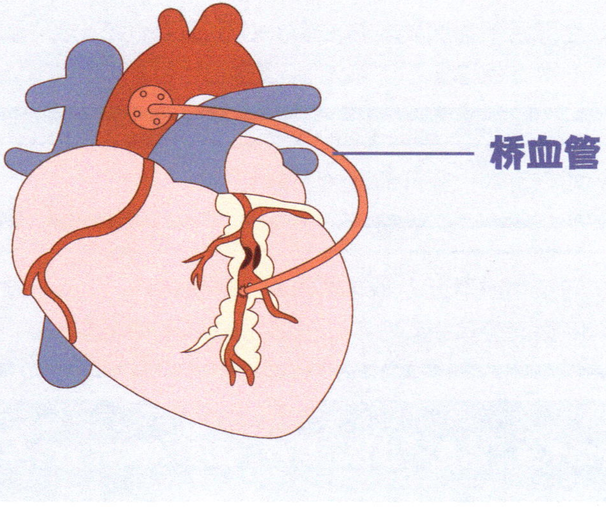

桥血管

冠心病急性发作时的处理方法

★ 保持镇静,立即停止一切活动并就地休息。

★ 立即舌下含服硝酸甘油0.3~0.6毫克,每5分钟重复一次,但总量不得超过1.5毫克。

★ 如在室内,应开窗通风,有条件者可吸氧。

★ 向亲属或附近人员寻求帮助,尽快拨打"120"急救电话向急救中心呼救,在最短的时间内就医。

总结下来,就是"镇静、服药、通风、呼叫"八个字。

第七篇

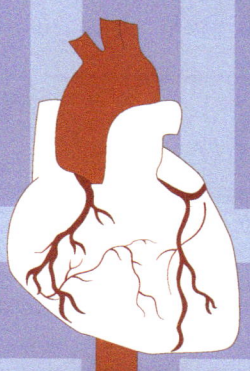

冠心病的防治要点有哪些？

冠心病患者应该随身携带的物品

★ 应该随身带一个小药盒,不管身在何处,小药盒都应该放在随手可取到的地方。

★ 常备硝酸甘油、速效救心丸、消心痛等药物。

★ 可以按剂量提前分装好每次服用的药量。

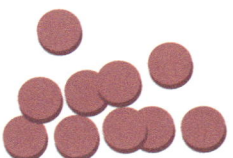 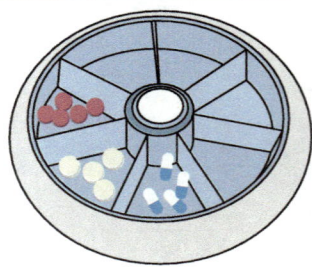

冠心病的防治要点有哪些?

注意服药时间

冠心病发作多在清晨到中午这个时间段,因此,冠心病患者最好在早晨起床后立即按医嘱服药,这样效果较好。

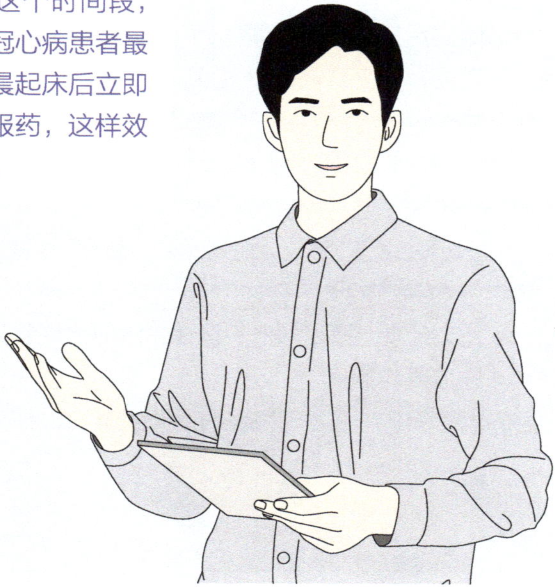

早发现、早治疗

如果出现下列情况之一,要及时就医,千万不要拖延。

★ 劳累后、活动后、紧张时、遇冷时、过饱时出现胸口闷、心脏"咚咚"地跳、心慌等感觉。

★ 觉得心脏跳得一会儿快、一会儿慢,跳得不规律。

★ 偶尔会觉得憋气、呼吸困难,喘气也不能缓解。

★ 用力排便、高度紧张、过性生活时出现心慌、气急、胸痛等现象。

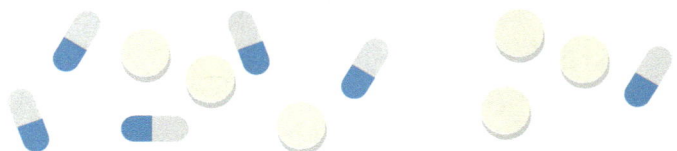

防止"过劳死"

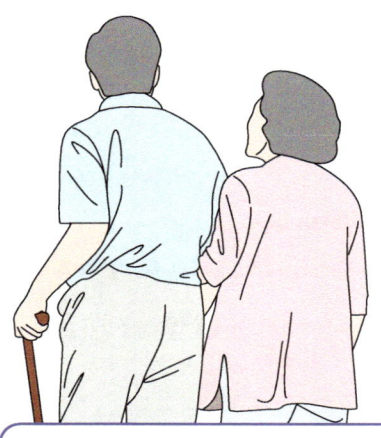

- ★ 定期体检。
- ★ 放慢生活节奏。
- ★ 劳逸结合,该休息时要休息,不要逞强。
- ★ 保持心情舒畅。
- ★ 适当地动一动,散散步、跳跳舞是不错的选择。

避免情绪激动

情绪激动是导致冠心病患者死亡的一大因素,千万不要忽视。因此,在平时生活中,应该注意以下几点:

★ 少和别人争论、争吵,随和一点。

★ 避免看恐怖片或其他容易引起情绪激动的节目(如体育竞技类节目)。

★ 消遣娱乐时,遇到让自己特别开心的事情,不要过于激动,要放松心情,保持平和的心态。

冠心病患者锻炼前后的注意事项

冠心病患者锻炼身体时，要本着"循序渐进"的原则，避免剧烈的运动方式。

★ 锻炼前，应先进行热身运动。

★ 锻炼完后，要做收尾运动，不要急停急止。

★ 锻炼完后，不要马上脱衣服，避免受凉。

★ 锻炼完后，不要马上喝冰水。

★ 锻炼完后，不要立即洗澡。

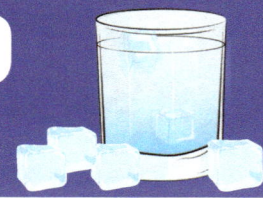

冠心病防治知识手册

冠心病患者应坚持的饮食原则

坚持正确的饮食原则,有助于控制冠心病的发生。

★ 少食多餐,切忌暴饮暴食,以免增加心脏负担。

★ 避免进食刺激性食物,如浓茶、咖啡、辣椒等。

★ 多摄入富含钠、钾、镁等的食物,保持机体水和电解质平衡。